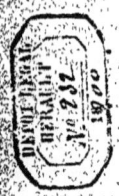

CONTRIBUTION A L'ÉTUDE CLINIQUE

DES

FIÈVRES TYPHOÏDES ABORTIVES

A DÉBUT BRUSQUE

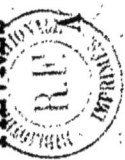

PAR

Le Dr E. TABET

LAURÉAT DE L'ÉCOLE DE MARSEILLE (CONCOURS 1888)

ANCIEN AIDE DE CLINIQUE D'OPHTALMOLOGIE

MONTPELLIER

IMPRIMERIE Gustave FIRMIN et MONTANE

Rue Ferdinand-Fabre et quai du Verdanson

1900

CONTRIBUTION A L'ÉTUDE CLINIQUE

DES

FIÈVRES TYPHOÏDES ABORTIVES

A DÉBUT BRUSQUE

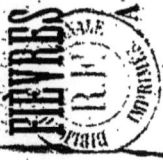

PAR

LE Dʳ E. TABET

LAURÉAT DE L'ÉCOLE DE MARSEILLE (Concours 1898)

ANCIEN AIDE DE CLINIQUE D'OPHTALMOLOGIE

MONTPELLIER

IMPRIMERIE Gustave FIRMIN et MONTANE

Rue Ferdinand-Fabre et quai du Verdanson

1900

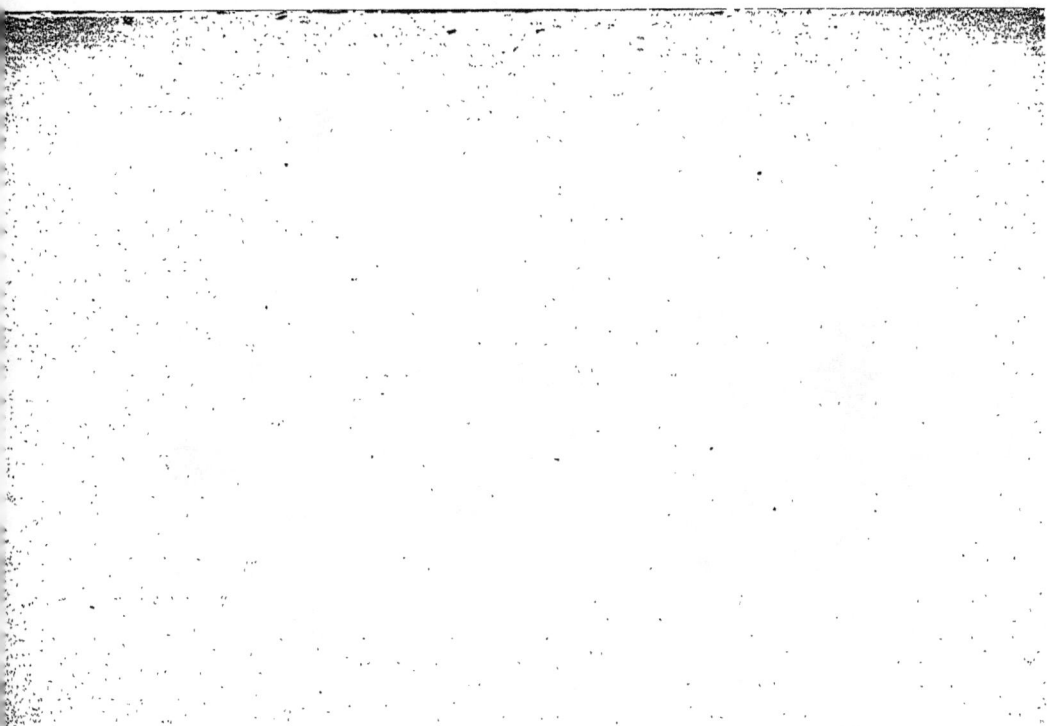

A MON PÈRE

A MA MÈRE

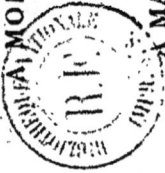

A MA SŒUR ET A MON FRÈRE.

A MON ONCLE

M. A. TABET

De Bel-Abbès

Témoignage de ma reconnaissance.

A MES PARENTS

E. TABET.

AVANT-PROPOS

Au moment de quitter l'illustre Faculté de Montpellier, nous tenons à rendre un respectueux hommage au savant enseignement de ses Maîtres. Pendant les quelques mois que nous avons passés auprès d'eux, nous avons pu assister à leur leçons et à leurs cliniques. Ils ont daigné nous accueillir avec bienveillance, nous les en remercions très sincèrement.

C'est à l'Ecole de Médecine de Marseille que nous fîmes nos quatre années d'études. Le souvenir des excellentes leçons de nos Maîtres restera toujours gravé dans notre cœur.

Pendant deux ans, nous eûmes l'honneur d'être l'aide de clinique de M. le docteur Guende, chargé du cours d'ophtalmologie. C'est lui qui nous enseigna cette partie si intéressante de la médecine. Nous aimons à nous rappeler avec quelle amabilité il voulut bien nous aider de ses utiles conseils. Qu'il daigne agréer aujourd'hui l'expression de notre profonde gratitude.

Nous avons toujours suivi avec un véritable plaisir et un grand intérêt les cours de pathologie interne de M. le professeur Roinet. Nous en garderons le meilleur souvenir, et nous prions notre Maître d'accepter nos remerciements pour l'observation qu'il a bien voulu nous communiquer.

M. le professeur Liron nous témoigna, en plusieurs circonstances, un bienveillant intérêt ; qu'il nous permette de lui exprimer ici notre reconnaissance.

M. le professeur Nepveu nous honora de son estime. C'est en assistant à ses savantes leçons que nous avons appris les éléments de l'anatomie pathologique. Qu'il veuille bien recevoir nos remerciements et l'hommage de notre respectueuse affection.

Nous remercions également MM. Villard, Laget, Mazon, Alizais pour les enseignements que nous en avons reçus.

Que M. le professeur Roux de Brignoles nous permette de lui exprimer notre profonde gratitude pour la façon tout aimable avec laquelle il nous a toujours reçu, soit dans son service à l'hôpital de la Conception, soit à sa clinique particulière.

Nous prions M. le professeur Arnaud de daigner accepter nos remerciements pour ses précieux enseignements de thérapeutique.

C'est surtout dans le service de M. le professeur Fallot que nous avons appris à discuter un diagnostic médical, nous lui en sommes très reconnaissant

Que M. le docteur François accepte nos remerciments pour l'obligeance qu'il a mise à nous communiquer quelques observations, ainsi que pour les conférences cliniques qu'il nous fit à l'Hôtel-Dieu.

M. le professeur Sarda nous a inspiré le sujet de notre travail, et nous a aidé de ses précieux conseils. Il a bien voulu nous faire le grand honneur de présider notre thèse ; qu'il daigne recevoir, avec nos remerciments, l'hommage très respectueux de notre reconnaissance.

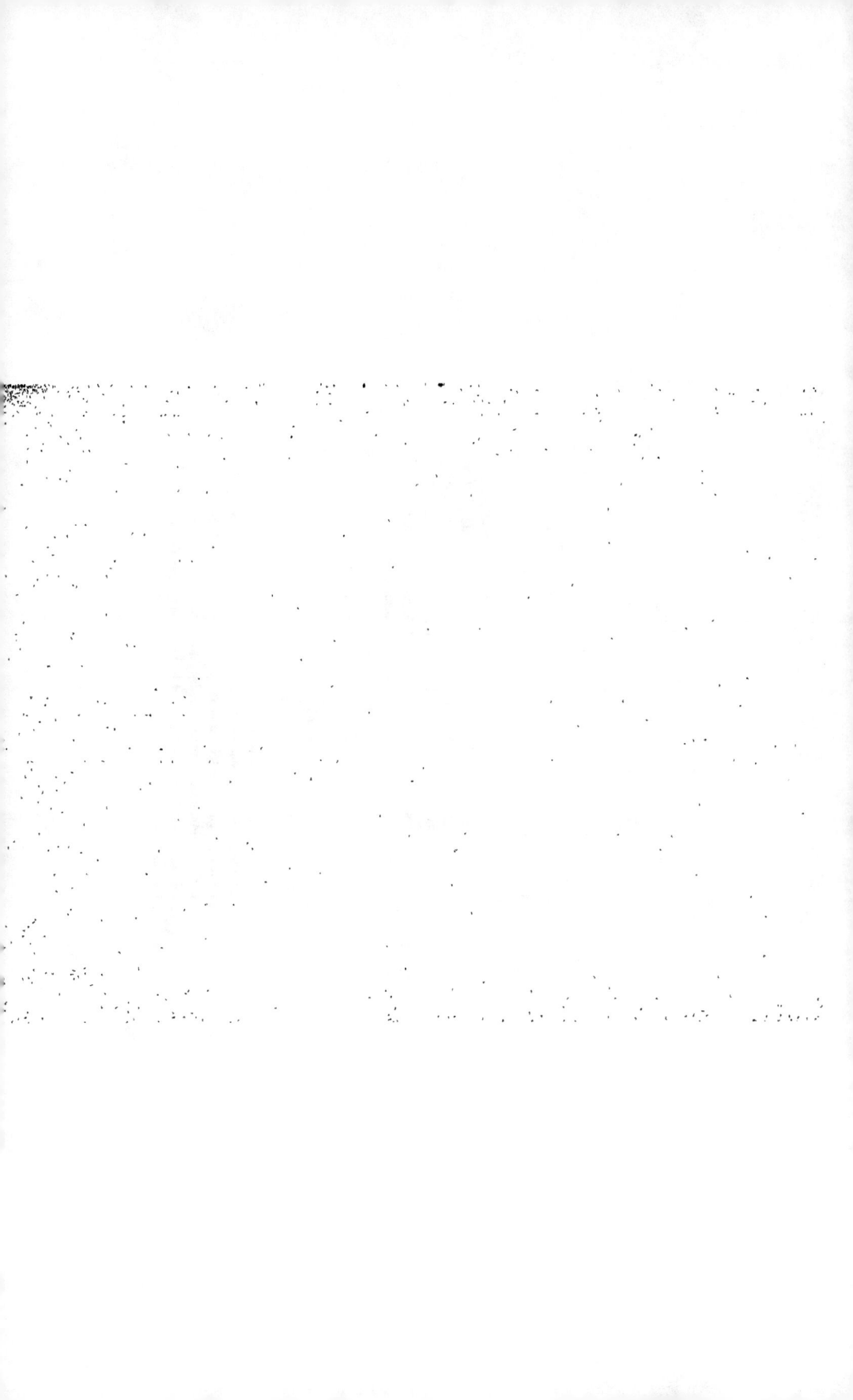

INTRODUCTION ET DIVISION DU SUJET

Les discussions qui avaient lieu sur les fièvres typhoïdes à début brusque, au moment même où M. le professeur Sarda a bien voulu nous inspirer le sujet de notre thèse, donnent aux fièvres typhoïdes abortives un certain caractère d'actualité.

Les documents de tous temps abondent sur cette question et nous n'avons nullement la prétention de faire œuvre nouvelle. Notre modeste travail a simplement pour but de réunir et de classer, en les résumant, les travaux des auteurs.

Nous osons espérer que nos maîtres et juges daigneront tenir compte de nos efforts. Nous nous estimerons amplement récompensé si nous sommes arrivé à les satisfaire.

Nous avons tenu à faire une étude exclusivement clinique et voici comment nous avons traité le sujet :

Après un bref historique, nous décrivons les symptômes de la maladie qui nous occupe, en insistant sur son mode de début.

Un chapitre est consacré à la pathogénie. A propos du diagnostic, nous insistons sur les rapports qui existent entre l'embarras gastrique fébrile et le typhus abortif et nous donnons les signes qui permettent de les différencier. Enfin, après quelques mots sur le pronostic et le traitement, nous formulons nos conclusions.

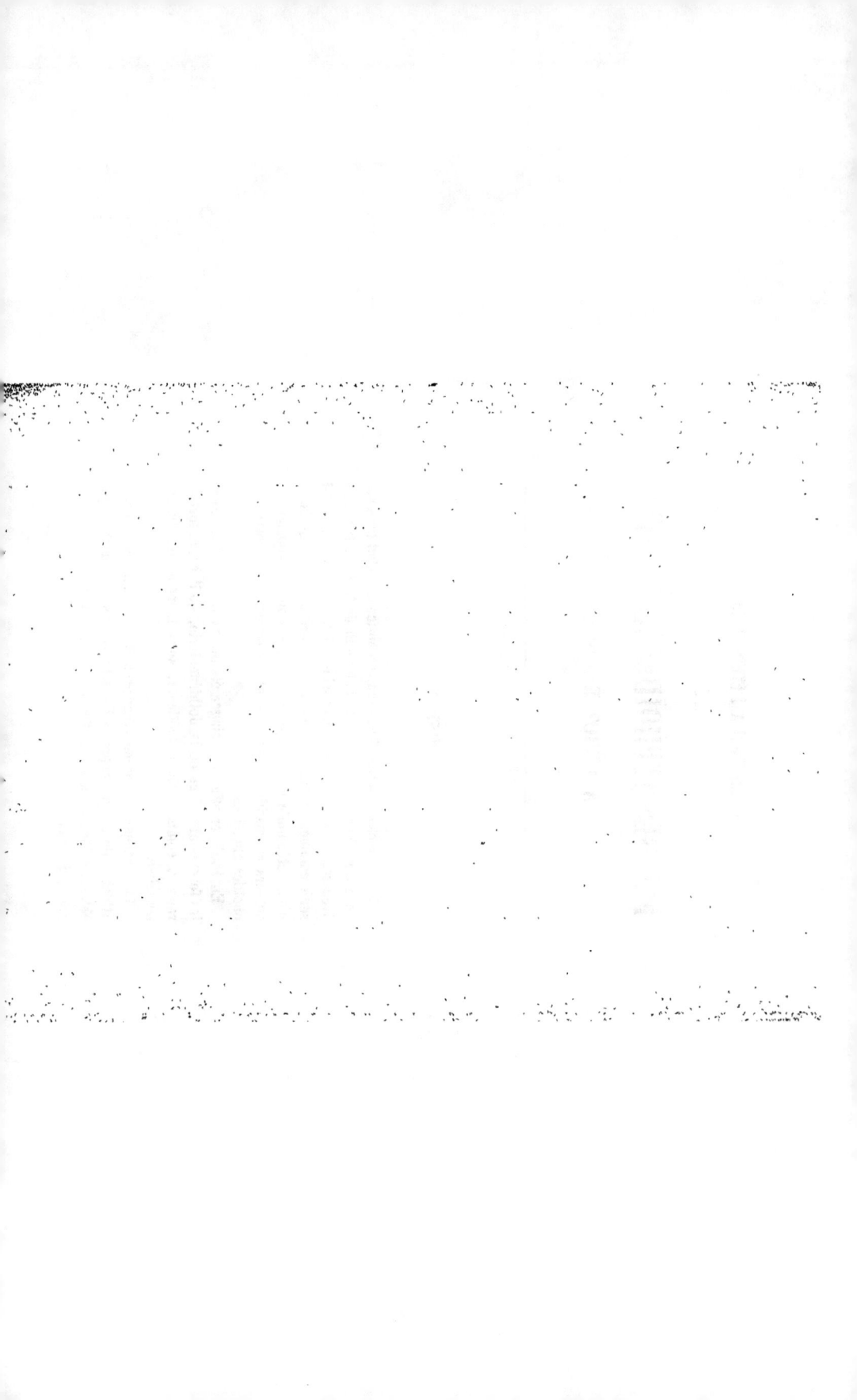

DES

FIÈVRES TYPHOÏDES ABORTIVES

A DÉBUT BRUSQUE

HISTORIQUE

Les anciens auteurs ne font aucune mention du début brusque de la dothiénentérie. La marche habituelle de la fièvre typhoïde avec ses trois périodes d'ascension, d'état et de déclin est seule connue. La soudaineté dans l'apparition des symptômes n'est notée nulle part jusqu'en 1857, époque à laquelle les auteurs allemands commencèrent à s'occuper des fièvres typhoïdes abortives.

En 1857, en effet, Griesinger étudie les formes atténuées et les formes abortives de la dothiénentérie, qu'il eut le tort de ranger, comme Lebert d'ailleurs, sous le nom de *typhus levissimus*.

Liebermeister, le premier, sépara nettement la fièvre typhoïde atténuée de ce qu'il appela « l'abortiv typhus » et constata que cette dernière forme de la fièvre typhoïde s'annonce souvent par un frisson.

Ce fait est confirmé par Weil, d'Heidelberg, qui dit n'avoir constaté de prodromes que quatre fois sur trente-deux observations.

Homolle admet également le début brusque. Dans ses leçons de clinique médicale, Guéneau de Mussy, étudiant les différentes formes de la fièvre typhoïde, mentionne l'apparition des grands symptômes au début du typhus abortif et rapporte la conception qu'en avait Griesinger : marche rapide, ensemble de symptômes qui, par leur précocité, peuvent faire craindre une fièvre grave.

Le professeur Letulle, dans sa thèse d'agrégation, dit que le début n'est pas aussi souvent brusque que le prétendent les auteurs allemands. Sur 80 observations, il n'a noté ce genre de début que 5 fois. Étudiant ensuite la marche de la température, il dit qu'en quelques heures elle peut s'élever à 39 degrés et même au-dessus.

Nous rapprocherons de cette opinion celle du professeur Bernheim, de Nancy, qui, ayant tout d'abord formulé la proposition suivante : « la fièvre typhoïde abortive a un début brusque, une période d'augment de un à deux jours, une période d'état de deux à quatre jours, une période de déclin de vingt-quatre à soixante-douze heures » (1), admit plus tard avec son élève, le docteur Lebon, que le début de la forme abortive de la dothiénentérie ne diffère pas du début de la forme ordinaire.

En 1888, dans une clinique faite à la Pitié, le professeur Jaccoud cite l'observation d'un malade atteint de fièvre typhoïde ayant avorté et décrit ainsi le tableau de certaines

_____

(1) Considérations sur l'évolution fébrile normale de la fièvre typhoïde et sur les modifications qu'elle subit par le traitement antipyrétique. — (Bernheim, p. 325).

formes de cette pyrexie « qu'il est, dit-il, difficile de diagnostiquer au début ». « ....Parfois la période préfébrile manque, l'invasion est brusque, la température s'élève d'emblée, accompagnée d'une céphalalgie intense assez particulière pourqu'elle soit suspecte, mais que rien n'autorise à rattacher à une fièvre continue ». Puis, plus loin : « Dans certains cas, le maximum thermique peut être atteint dès le deuxième ou le troisième jour et il n'est pas pour cela permis d'exclure la fièvre typhoïde; ainsi se trouve démentie cette loi de Wunderlich et de ses élèves disant qu'une maladie présentant 40 degrés le soir du deuxième jour n'est pas une fièvre typhoïde. Cette loi n'est vraie que dans la moitié des cas » (1).

La même année, le D' Machodo y Regalado, dans une thèse soutenue devant la Faculté de Montpellier, a noté l'acmé du troisième au septième jour, assez souvent le quatrième, plus rarement le troisième jour. Quelques mois plus tard, le D' Gasiglia étudia, dans sa thèse, la marche de la dothiénentérie abortive. Ses observations sont toutes relatives à des fièvres typhoïdes survenues chez les militaires. Il a noté le début brusque trente fois sur soixante cas.

En 1889, le professeur Sarda, dans un nouveau travail sur la question, après avoir cité l'opinion des auteurs, dit qu'il a noté une seule fois le maximum thermique le deuxième jour : « les prodromes sont parfois raccourcis, dit-il, et l'invasion de la fièvre typhoïde se fait d'une façon un peu brutale » (2).

Les auteurs allemands avaient insisté sur le début de la forme abortive de la dothiénentérie par un frisson violent. Le

(1) Jaccoud. — *Semaine médicale*, 1888, p. 1140.
(2) Sarda. — Fièvre typhoïde abortive et embarras gastrique fébrile (Montpellier, 1889).

professeur Sarda note que ce frisson fait souvent défaut et tient à des conditions individuelles.

Dans un article paru dans la *Gazette des hôpitaux* au commencement de cette année, M. Barbonneix cite, entre autres observations, celle de Wilson relative à un jeune homme de dix-neuf ans qui fut pris brusquement de fièvre, de céphalée, de délire. La constatation d'œdèmes, de l'albuminurie semblait devoir faire penser à une néphrite banale, mais, dès le début, l'existence de la réaction agglutinante, puis, un peu plus tard, l'apparition des taches rosées, l'hypertrophie splénique, la diarrhée, permirent de rattacher la néphrite à sa véritable cause et de poser le diagnostic de fièvre typhoïde à début rénal.

Enfin, dans sa séance du 8 juin dernier, la Société médicale des Hôpitaux s'est tout particulièrement occupée des fièvres typhoïdes à début brusque.

M. Widal en a rapporté plusieurs observations. Ce n'est point la période prodromique qui a eu ce début brutal, mais bien la période d'invasion. Dès le premier jour, ascension thermique, à partir de laquelle la température reste élevée. Dans plusieurs cas, le séro-diagnostic, pratiqué dès le troisième jour, a été positif. L'évolution fut normale. Ni la marche, ni le pronostic n'ont été modifiés par le début brusqué.

Le D' Vincent déclare avoir rencontré souvent ce début brutal chez des militaires.

M. Sevestre a observé des cas assez fréquents de ce genre chez les enfants.

M. Sircloy note que non seulement le surmenage physique, mais encore le surmenage intellectuel, peuvent déterminer le début brusque de la fièvre typhoïde.

Tel est le dernier document que nous possédons sur cette intéressante question.

Avant d'aborder l'étude clinique de la forme abortive de la fièvre typhoïde, il est un fait que nous tenons à préciser.

Il existe des dothiénentéries paraissant débuter brusquement; l'attention du malade n'est attirée que par l'apparition des symptômes bruyants, tels que maux de tête violents, épistaxis, diarrhée, etc., et cependant la maladie évoluait déjà depuis un certain temps, depuis huit, dix jours et quelquefois plus. La marche en était très insidieuse, l'organisme du malade opposait à l'agent pathogène une résistance assez grande. Puis, soit à l'occasion d'un coup de froid, soit à la suite d'un surmenage physique ou intellectuel, cette résistance s'est affaiblie, ou bien encore, le microbe a atteint un plus haut degré de virulence, de sorte qu'il arrive un moment où éclatent les symptômes avec lesquels la maladie paraît seulement débuter.

En d'autres termes, la période d'invasion n'a été marquée, dans ces cas, par aucun des signes habituels de la fièvre ty-phoïde; ou bien, ces signes étaient si atténués que l'enfant continuait à jouer, le soldat faisait encore son service (cette forme se rencontrant souvent chez ces derniers).

D'ailleurs, la maladie peut, d'une façon variable, avorter, ou, au contraire, suivre l'évolution ordinaire, ou bien encore se terminer par la mort.

Nous devons à l'obligeance de notre Maître, M. le professeur Boinet, la relation d'un cas de ce genre :

« Il s'agit d'un enfant de 7 ans, qui, dix jours avant son entrée à Marseille, rue de Rome 58, avait bu, à Mazargues, une grande quantité d'eau de puits.

Le 18 octobre, il se refroidit, a de l'angine simple, et souffre d'un torticolis.

Le diagnostic reste hésitant entre de la grippe à forme abdominale et de la fièvre typhoïde.

Les parents, interrogés, déclarent que leur enfant était mal en train, jouant moins depuis environ douze jours.

Le 21 octobre, apparition de taches rosées.

Le 23, température atteignant 40 degrés.

La maladie a évolué depuis comme une dothiénentérie ordinaire.

Il y eut deux rechutes, et le 20 novembre l'enfant prenait son dernier bain. »

D'autres fois, la fièvre typhoïde paraît débuter encore plus brutalement, alors qu'elle évoluait déjà depuis plusieurs jours.

Nous trouvons, dans la thèse inaugurale du docteur Mauger l'observation suivante :

« Un tambour est pris, au champ de manœuvres, de douleurs abdominales des plus vives. Il succombe le soir même, et présente à l'autopsie une péritonite enkystée, volumineuse, dont il était porteur depuis quelque temps, et qui s'était généralisée sans doute le matin même. Les lésions des plaques de Peyer affirmaient le diagnostic de « typhus ambulatoire » (1).

Certes, dans ce cas, la dothiénentérie avait débuté plusieurs jours avant l'apparition de la lésion qui détermina la mort du

_____

(1) La perforation typhique de l'intestin et de ses annexes. Son traitement chirurgical. — Docteur Mauger, Thèse Paris, 1900.

soldat. Il avait fallu un certain temps pour que l'ulcération des plaques de Peyer se produisît, et qu'il se fît une péritonite enkystée.

Les cas de ce genre n'entrent pas dans le cadre de notre sujet.

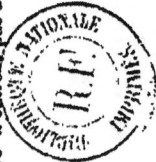

SYMPTOMATOLOGIE

L'incubation de la fièvre typhoïde abortive est ordinairement de courte durée. Griesinger signale un cas où elle a duré un jour. Le bacille d'Eberth, dans cette forme, se développait très rapidement.

DÉBUT. — Le mode de début a été l'objet de nombreuses discussions. Les auteurs allemands ont souvent constaté l'absence de prodromes et ont, en quelque sorte, fait, de l'apparition soudaine des symptômes bruyants, la caractéristique de la forme abortive de la dothiénentérie.

Pour le professeur Letulle, au contraire, le début brusque est l'exception, puisque, sur 80 observations, il ne l'a noté que cinq fois.

Le professeur Sarda admet que le début de la forme abortive ne diffère pas de celui de la fièvre typhoïde ordinaire. Cependant, « s'il n'est pas vrai de dire que ce soit un fait général, il n'en est pas moins certain que ce début brusque, qui a été observé, quoique rarement, par presque tous les auteurs, constitue un premier élément, etc... » (1).

Des observations que notre ami, M. le docteur François, a eu

_____

(1) Sarda, loc. cit., p. 8.

l'amabilité de nous communiquer, nous citerons ici la première, qui nous a paru intéressante surtout à cause du début
qui a été noté avec une rigoureuse exactitude.

Observation Première

(Due à l'obligeance de notre ami le docteur François, ex-chef de clinique
médicale à l'école de Marseille.)

A... Joseph, rue Vincent Leblanc, âgé de cinq ans et demi.
Ce petit garçon, très intelligent, est le fils d'un capitaine au
long cours qui, *lorsqu'un de ses enfants se trouve indisposé, ne
cesse de le surveiller, le thermomètre à la main.*

L'enfant, bien disposé, avait joué la veille et les jours pré-
cédents avec son frère et ses petits camarades, lorsque le
11 octobre, au réveil, il accuse une vive douleur de tête,
limitée à la région frontale, des envies de vomir, et se plaint
d'avoir tout le ventre douloureux ; la température rectale est
de 40,4. L'intestin est déblayé par une prise de calomel. On
constate du gargouillement dans la fosse iliaque droite, un
ventre un peu ballonné, pas de taches rosées, foie normal,
rate légèrement augmentée de volume et très douloureuse. A
l'auscultation, les bruits du cœur sont bien frappés; il y a
quelques gros râles muqueux aux deux bases. Le pouls est à
148 et la respiration à 28.

Le soir, l'enfant a 40,7, les pupilles en mydriase et égales,
un peu de subdélire. On fait, pendant la nuit, trois entéroclyses
de deux litres et demi d'eau bouillie froide. Langue saburrale
à sa partie postérieure.

Le 12 octobre au matin, ce qui domine encore la scène
c'est l'hyperpyrexie soudaine du début qui s'est maintenue. Les
lavages intestinaux ont entraîné des matières jaunâtres et

quelques muco-membranés. Rien de particulier à signaler, si ce n'est une température de 40,3.

Le soir à cinq heures, l'enfant est plus abattu; l'abdomen n'est pas seulement tendu, mais légèrement tympanisé; il y a eu une épistaxis vers les midi; la contraction idio-musculaire se provoque au biceps avec la plus grande facilité. Pouls: 125; resp.: 30; temp.: 41,3. Les bains à 28° sont aussitôt commencés, et les entéroclyses continuées. Comme les selles (seulement provoquées par les lavages) sont très fétides, on fait prendre au petit malade une potion au bétol et benzo-naphtol. L'enfant consent à ne boire que du lait.

Le 13 octobre, les bains ont été bien tolérés, mais comme les abaissements obtenus n'étaient pas suffisants, on abaisse la température de chaque bain à 26°; l'enfant y reste huit minutes. Du côté des gros viscères, rien de particulier à signaler, en dehors des quelques râles aux deux bases.

Du 13 au 15 octobre inclusivement, le traitement méthodique par les bains toutes les trois heures, avec entéroclyse, matin et soir, est rigoureusement appliqué; la température oscille entre 39,5 et 40,7. Les bains amènent une défervescence de 8 à 13 dixièmes de degré.

Le 16 octobre, l'enfant ne prend qu'un bain, à trois heures et demie du soir. T. 39 6; le matin, la température s'était tenue entre 38,3 et 38,7, et les entéroclyses amenaient des abaissements de 4 à 5 dixièmes. Le pouls, toujours régulier, est à 134. La splénalgie persiste, quoique atténuée. Pas de taches rosées à aucun moment.

Le 17 octobre au soir, T. 38,8; le matin, elle était de 38,2. On continue seulement les entéroclyses.

Du sang recueilli à la pulpe de l'index donne la formation très nette des archipels de Widal.

18 octobre, à quatre heures, T. 38,2.

20 octobre. L'apyrexie est complète et définitive.

21 octobre. Une alimentation légère est commencée; l'enfant est laissé gai et jouant dans son lit.

La fièvre typhoïde abortive peut évidemment débuter comme une dothiénentérie ordinaire. D'autres fois, et l'observation citée plus haut de la thèse du docteur Mauger le montre, on se trouve en présence d'une maladie dont le début, brutal en apparence, a, au contraire, été très insidieux. Mais, dans les cas analogues, la fièvre typhoïde avorte-t-elle? Et, dans le cas particulier, si la mort causée par la généralisation de la péritonite n'était venue interrompre le cours de la maladie, quelle eût été sa terminaison? Il y a tout lieu de croire que l'évolution eût été longue. Nous nous trouvons là en présence (et il en est souvent ainsi) d'une fièvre typhoïde atténuée au début, dont la marche, tout d'abord silencieuse, peut ressembler, par la suite, à une dothiénentérie ordinaire, ou parfois, brusquement, se terminer par la mort.

Mais nous ne confondrons pas la fièvre typhoïde atténuée avec la forme abortive. Dans l'abortif typhus de Liebermeister, la durée seule des symptômes est abrégée; mais ces symptômes peuvent être assez graves; ils peuvent même être inquiétants; puis, soit brusquement, soit d'une façon insensible, généralement, dans le cours ou à la fin du deuxième septénaire, la fièvre tombe; l'état général s'améliore, la maladie a avorté.

« L'avortement de la maladie consiste dans le raccourcissement de l'évolution clinique », dit Letulle (1).

Nous considérons le sujet malade dès l'instant où il s'est senti atteint. Dans ce cas, très fréquemment, l'invasion est brutale. La céphalalgie est intense; ce symptôme est souvent

---

(1) Letulle, Les Pyrexies abortives. Thèse d'agrégation. Paris, 1886.

signalé. Il existe des vertiges, des bourdonnements d'oreilles. Un signe que l'on trouve noté et sur lequel Weil, d'Heidelberg, a insisté, c'est le frisson.

Cet auteur n'aurait constaté son absence que 6 fois sur 32 cas.

L'existence ou l'absence du frisson tient, ainsi que le dit M. le professeur Sarda, à des conditions individuelles.

Letulle le mentionne et fait remarquer qu'il est assez rare de le rencontrer. Il cite l'observation suivante, caractéristique en ce qui concerne l'existence du frisson.

Observation II

(Résumée. — Dans thèse agrégation Letulle.)

Fièvre abortive, début brusque, sans prodromes appréciables, à la suite d'un bain froid. — Convalescence au quatorzième jour.

Homme de trente ans. Bonne santé habituelle.

Entre à l'hôpital, malade depuis six jours seulement.

Le 16 juillet, dans l'après-midi, étant allé aux bains froids, il se jeta dans l'eau tout en sueur. Dans la nuit, il fut pris d'un *frisson violent* qui dura trois heures; bientôt, une forte céphalalgie s'établissait, qui ne devait plus cesser. Le lendemain, vives douleurs dans l'abdomen; coliques, perte de l'appétit.

La nuit suivante, nouveau frisson, suivi, le matin, de sueurs abondantes.

Ces mêmes phénomènes se reproduisirent les autres nuits qui précédèrent son entrée à l'hôpital.

Le jour de son admission, le malade présente le facies caractéristique d'une fièvre typhoïde; stupeur assez marquée et faisant craindre une forme adynamique. Le malade paraît extrêmement abattu; la parole est lente. La céphalalgie est intense et empêche le sommeil.

En outre, vertiges, bourdonnements d'oreilles. Langue sèche à bords rouges. Soif vive, constipation depuis le début de la maladie. Ventre ballonné, douloureux à la pression. T. le soir de l'entrée 39,9 ; le lendemain 39,6. Le pouls est lent : 72.

Deux ou trois taches rosées caractéristiques sur l'abdomen et le thorax. Le malade affirme que la veille du jour où il prit son bain froid, il était parfaitement portant,

Deux jours après son entrée, T. 40,3 le soir. Taches rosées plus abondantes. Abdomen reste douloureux.

Le 27 juillet, la défervescence commence. T. le matin, 38,8.

Le 28, T. matin, 38 ; soir, 38,8. Le quatorzième jour, la température ne dépassera plus 37,0.

Dès le quinzième jour, la température tombe à 36,9 et pendant sept jours l'apyrexie persiste ainsi, oscillant entre 36,4 et 37.

Dans cette période de début, on note encore des épistaxis, des vomissements; l'abdomen est souvent douloureux et tendu; il y a fréquemment de la constipation; parfois cependant, existe une diarrhée assez abondante, les selles sont jaune-ocre. Le malade est courbaturé, il se sent brisé et on constate des raideurs musculaires, en particulier du torticolis.

En résumé, les symptômes du début de la forme abortive de la fièvre typhoïde se rapprochent assez de ceux de la forme ordinaire. Néanmoins, souvent apparaissent, dès les deux ou trois premiers jours, des signes qui, dans la dothiénentérie ordinaire, ne se montrent que plus tard.

Nous verrons plus loin que la marche de la température concorde assez fréquemment avec ce bruyant appareil symptomatique.

PÉRIODE D'ÉTAT. — Les symptômes observés dans cette période sont sensiblement les mêmes dans la fièvre typhoïde abortive et dans la fièvre typhoïde classique. L'inappétence, l'anorexie, sont également notées ; la langue est souvent saburrale, rouge sur les bords, la fosse iliaque est doulou-reuse, le ballonnement du ventre apparaît, s'il ne s'est déjà montré au début. La constipation se voit plus souvent que la diarrhée, et, quand colle-ci existe, les selles sont très fétides.

On note assez ordinairement des signes de congestion pul-monaire, ou tout au moins de bronchite. Ce symptôme est mentionné dans les trois observations du docteur François.

Les urines, diminuées de quantité, peuvent contenir de l'al-bumine.

Certains auteurs ont cru devoir attacher une grande impor-tance à l'existence et à la précocité d'apparition des taches rosées lenticulaires. Griesinger admet leur constance.

MM. Bernheim et Lebon ne les ont notées qu'à la fin du premier septénaire.

Weil les a constatées 13 fois sur 32 cas.

Sur ses 80 observations, Letulle les signale 35 fois ; 7 à 8 fois très abondantes.

M. le professeur Sarda les a rencontrées, dans trois cas avant le sixième jour ; dans tous les autres, du sixième au hui-tième jour.

Le docteur Gasiglia les a vues une fois le troisième jour, les autres fois, du quatrième au huitième jour.

Nous citerons à ce sujet les deux observations suivantes :

Observation III

(Résumée. — Dans la thèse du docteur Gasiglia)

Sar..., infirmier au 122me de ligne, 22 ans, 3 ans de service, bonne santé habituelle.

Ressent, depuis le 5 septembre, de la fatigue dans les jambes, de la douleur et de la raideur dans les muscles du cou.

Le 6. — T. m., 37°; T. s., 38°.9.

Le 7. — T. m., 38°.2; T. s., 37°.9.

Le 8. — T. m., 38°.4; T. s., 39.

Le 9. — T. m., 38°.6; T. s., 38°.8. — Diarrhée, céphalalgie, épistaxis.

Le 10. — Entre à l'hôpital, T. m., 39°; T. s., 39°.7.

Le 11. — T. m., 38°.3; T. s., 38°.9. — Pouls dicrote, P. 80.

Du 12 au 16. — La température se maintient aux environs de 38°.7. — Trois bains par jour.

Le 17. — T. m., 37°.8; T. s., 38°.3. — Deux bains. Taches rosées très nombreuses sur l'abdomen, la poitrine, et quelques-unes sur les bras.

Le 18. — Le malade se sent tout à fait bien.

Le 19. — T. 37°. — L'apyrexie se maintient. Guérison.

Observation IV

(Due à l'amabilité de notre ami le docteur François, ex-chef de Clinique à l'École de Marseille.)

Gauss.... Julie, 17 ans, Monte-des-Accoules.

Se couche le 25 septembre au soir, en accusant de vives douleurs de tête réveillées par le simple appui sur le traversin; elle passe la nuit assise sur son lit sans pouvoir dormir et, le matin, a quelques vomissements bilieux accompagnés de selles aqueuses abondantes. La malade, examinée dans l'après-midi du même jour, nie toute fatigue antérieure, et, sujette aux migraines, croit que, cette fois encore, il ne s'agit que de cela. Nous lui faisons préciser très nettement ce fait, à savoir que la sensation migraineuse date de la veille au soir seulement. Le thermomètre marque 39° 9 dans l'aisselle; le pouls, très plein, bat à 118. Resp. 22. La fosse iliaque droite gargouille, elle est douloureuse et son examen fait grimacer la malade ; l'urine est peu abondante et ne contient pas d'albumine ; le foie déborde les fausses côtes d'un travers de doigt sans abaissement de sa limite supérieure ; la rate est légèrement augmentée de volume. Cœur fort. Langue saburrale sur ses bords et à son centre.

Les bains, toutes les trois heures, sont aussitôt donnés à 26 et comme la température se maintient entre 39,3 et 40°, pendant deux jours, la malade les prend régulièrement toutes les trois heures.

Les vomissements ne se sont pas reproduits. Il y a sept à huit selles séreuses par jour, en dehors de cette provoquée par une entéroclyse quotidienne. La céphalalgie cède un peu aux affusions froides sur la nuque.

20 septembre. — T. maxima 39,6. La malade passe le bain de 6 heures du matin.

30. — Franche amélioration de l'état général, plus de céphalée, trois selles seulement. Eruption lenticulaire très nette sur toute la face antérieure du thorax et de l'abdomen. P. 98. R. 20, T. oscille entre 38,5 à 39,6. La malade ne prend que trois bains dans les 24 heures.

1er octobre. — La température des bains est portée à 29° ; la malade n'en prend que deux à 3 h. du soir et à 10 h. du soir ; les abaissements thermiques obtenus sont d'au moins un degré.

2. — Etat stationnaire. T. maxima 39,2.

3. — T. maxima 38,7. On ne fait que trois entéroclyses par jour. Les bains ne sont plus repris. La malade va de mieux en mieux.

Du 4 au 5, la température maxima tombe de 38,6 à 37,7. Le 6, elle est en pleine convalescence.

Douze jours après, cette jeune fille est placée comme domestique dans une famille du voisinage.

Dans la première de ces deux observations, les taches rosées sont notées au commencement de la convalescence, ainsi que l'avaient constaté Guéneau de Mussy, Lorain. Dans la deuxième, elles se sont montrées au sixième jour de la maladie, alors que la température était encore assez élevée ; néanmoins, il y avait déjà une amélioration notable de l'état général,

Ainsi, l'éruption lenticulaire peut manquer, et, quand elle se montre, le moment de son apparition est variable, de même, d'ailleurs, que sa durée.

La tuméfaction de la rate, la splénalgie, sont des symptômes qui, pour n'être pas habituels, sont cependant assez constants. Parfois aussi, la glande hépatique est augmentée de volume.

Les phénomènes généraux ne diffèrent pas beaucoup de ceux que l'on observe dans le typhus abdominal ordinaire : on note parfois un peu de délire, de l'insomnie, ou un sommeil agité troublé par des cauchemars ; de l'abattement, de l'hébétude. Il est exceptionnel, néanmoins, de trouver un malade plongé, pendant la journée dans cet état de somnolence, voisin de la stupeur, indifférent à tout ce qui se passe autour de lui. Le typo; fait ordinairement défaut.

La période d'état est généralement courte. La défervescence s'établit entre la fin du premier septénaire et la seconde moitié du deuxième : plus rarement, à la fin du deuxième ou au commencement du troisième.

PÉRIODE DE DÉCLIN. — La terminaison de la fièvre typhoïde abortive se fait d'une façon progressive, les symptômes s'amendant peu à peu, la température baissant graduellement ; ou bien, au contraire, assez souvent, la maladie se termine rapidement.

Les Allemands ont même mis en parallèle la brusquerie du début et celle de défervescence.

Le professeur Letulle a vu 42 fois cette défervescence se faire en moins de quatre jours, 38 fois en plus de quatre jours.

Sur 41 cas, cette même période a duré 17 fois moins de quatre jours, 24 fois plus de quatre jours, dans les faits rapportés par M. le professeur Sarda.

Cette période, pendant laquelle le malade s'achemine vers la guérison, s'accompagne assez ordinairement de phénomènes critiques bien étudiés par M. A. Robin. Les recherches entreprises par cet auteur ont montré qu'au moment où la défervescence va se faire, il y a une élimination de matériaux solides par l'urine dont la quantité est augmentée. Et il semble que plus la maladie a été grave, plus les matériaux éliminés sont abondants. Cette crise urinaire peut précéder la défervescence et elle a une influence favorable sur l'amélioration des symptômes.

Letulle rapporte, à ce propos, l'observation ci-après. En suivant les courbes jointes à cette observation, on voit que trois fois (le onzième, le quinzième et le dix-huitième jour), le taux des matériaux a atteint des chiffres extrêmes 90, 91, 76 gr. Et, dès le seizième jour, l'état général est bien meilleur.

Observation V

(Dans thèse agrégation Letulle)

Fièvre typhoïde abortive. — Péricardite. — Décharge prorritique

Delagu..., 20 ans ; le 8 novembre, est au cinquième jour d'une fièvre typhoïde de moyenne intensité.

Le 12. — Roséole généralisée. On entend à la région précordiale des frottements péricardiques rudes.

Le 13. — Délire nocturne, qui persiste les 14 et 15 avec la même violence, il s'y joint de la dyspnée.

Dès le 18, on remarque que la température du matin descend au-dessous de 38 degrés.

Le seizième jour de la maladie, la température ne dépasse pas la normale. L'état général est bien meilleur. Plus de frottements péricardiques.

La convalescence commence et marche rapidement.

Après une durée totale de quatorze, quinze jours, quelquefois même dix jours, la maladie se termine par la guérison. La convalescence commence.

Pour quelques auteurs, cette convalescence serait courte ; pour d'autres, Laveran en particulier, elle est, au contraire, très longue. Certains malades restent faibles, amaigris, supportant mal leur nourriture.

Dans une observation citée plus haut, douze jours après l'apyrexie, la malade a pu se placer comme domestique.

Dans un autre cas, l'apyrexie fut notée le 8 novembre ; le 11, le jeune homme put sortir se promener ; le 18, il entrait en pension.

D'après Guéneau de Mussy, il est rare que la convalescence soit troublée par quelqu'une des complications des formes complètes de la dothiénentérie, à part cependant les rechutes possibles. La « fièvre de convalescence », décrite par M. Berncin dans les formes communes, est rarement observée après la typhoïde abortive.

COMPLICATIONS DE LA FIÈVRE TYPHOÏDE ABORTIVE. — Pendant le cours de cette maladie habituellement bénigne, on peut néanmoins observer quelques symptômes graves.

A part le cas de Lornin, qui signale une ulcération aphteuse développée sur le pilier antérieur et gauche du voile du palais, à part les éruptions furonculeuses constatées par d'autres auteurs, outre l'albuminurie sans lésion des reins ; on note parfois une véritable complication rénale, une néphrite typhoïdique. Weil a constaté l'albuminurie 3 fois, et, dans un cas, il y avait néphrite.

Le docteur Gasiglia a noté deux fois un ictère léger.

Dans l'une des observations du docteur François, nous voyons mentionnée l'apparition d'une poussée de palato-amygdalite, qui dura trois jours.

Du côté de l'appareil circulatoire, les hémorragies intestinales ne sont pas aussi rares qu'on le croit. Letulle en cite les deux cas suivants :

Observation VI

(Résumée. — Dans thèse agrégation Letulle.)

Jeune homme robuste, au cinquième jour d'une maladie légère. Perte d'appétit, courbature, douleurs musculaires, céphalalgie.

Langue un peu blanche, nullement sèche; abdomen souple; gargouillement iléo-cœcal. Pouls 84, T. 39°.

Diagnostic hésitant, l'état général restant bon, avec une température qui ne dépassait pas 39°, le soir. Pouls à peu près normal.

On s'éloignait peu à peu de l'hypothèse de fièvre typhoïde.

Dans la nuit du 7 au 8 mai (huitième jour de la maladie), *hémorragie intestinale assez abondante* abaissant la température du lendemain à la normale. On constate quelques taches rosées sur les cuisses et l'abdomen. La température descend.

Le quatorzième jour de la maladie, six jours après l'hémorragie intestinale, la convalescence commence.

Observation VII

(Résumée. — Dans thèse agrégation Letulle.)

Fièvre typhoïde abortive chez un enfant de dix ans. — En huit jours, phénomènes ataxo-adynamiques intenses.

Le dixième jour se produit une forte entérorragie ; en même temps, survient une épistaxis.

Le lendemain, la température retombe presque à la normale, le pouls devient presque lent. Disparition des phénomènes nerveux.

Convalescence régulière.

Ce sont là deux exemples de complications graves ; et d'autre part, la poussée congestive portant sur la muqueuse de l'intestin dans le premier cas, sur les muqueuses nasale et intestinale dans le second, semble avoir influencé favorablement la maladie.

D'autres symptômes peuvent encore compliquer la fièvre typhoïde abortive, mais ils sont plus rares. Ainsi le professeur Vulpian a signalé un cas d'artérite de la crurale droite, dans un cas de typhus abdominal dont la défervescence était complète le treizième jour.

Tous ces faits sont à considérer au point de vue du pronostic.

CARACTÈRES DE LA TEMPÉRATURE ET DU POULS. — 1° *Température*. — Le début, assez souvent brusque de la fièvre typhoïde abortive, et sur lequel nous avons insisté plus haut, est-il accompagné d'une élévation soudaine de la température ?

Letulle a vu le thermomètre monter en quelques heures à

39 degrés; mais, dans de nombreux cas, la température a mis trois ou quatre jours pour atteindre son summum.

Dans les observations de notre ami le docteur François, le thermomètre a marqué :

Une fois 41,3 le premier jour.
—   40,4 —
—   39,9 le deuxième jour.

L'acmé est généralement atteinte dans les huit premiers jours. Le docteur Gasiglia a noté, sur 62 observations, le maximum thermique six fois le premier jour, onze fois le deuxième, dix fois le troisième.

La température maxima a duré un jour dans deux des observations déjà citées ; ce qui concorde avec ce que dit le professeur Letulle : « L'acmé a duré le plus souvent un jour ; il a pu persister deux et trois jours » (1). A l'approche de la défervescence, la courbe thermique, pour certains auteurs, est caractérisée par de grandes oscillations.

Le professeur Sarda a rencontré ce signe six fois. Ce n'est pas un symptôme bien important.

La défervescence de la fièvre typhoïde abortive est-elle brusque ? Nous avons vu plus haut que les auteurs allemands l'admettaient ; mais nous avons vu aussi que la température redevenait normale soit graduellement, soit, au contraire, brusquement.

Le docteur Machado y Regalado, sur seize cas, a noté huit fois la défervescence rapide, huit fois la défervescence lente.

Pendant une épidémie de fièvre typhoïde qui a sévi à Oran (Algérie), nous avons pu observer deux cas de la forme abor-

_____

(1) *Loc. cit*, p. 106.

tive. L'un de ces cas se rapporte à un membre de notre famille.

Voici ces deux observations :

Observation VIII

(Personnelle. — Résumée).

II. T..., jeune fille, 16 ans, un peu anémique. Maladies antérieures : diphtérie à 7 ans, scarlatine à 12 ans.

Le 6 août se plaint de céphalalgie très intense. Bourdonnements d'oreilles. La malade est secouée par quelques légers frissons. Inappétence. Sensation de brisement général. Temp. 38,2 ; pouls, 90.

En raison de l'état épidémique régnant à ce moment, le médecin ordonne des affusions froides vinaigrées sur la nuque.

7. — Même état. Constipation, ballonnement du ventre, gargouillement iléo-cæcal, rate légèrement augmentée de volume et douloureuse. Purgation au calomel, émission d'une quantité assez abondante de matières fétides. Temp. m., 38 ; Temp. s., 38,8 ; Pouls, 100, dicrote. Trois bains par jour.

8. — Quelques taches rosées sur l'abdomen. Temp. m., 39 ; Temp. s., 40,3 ; Pouls, 120. Les bains sont donnés toutes les trois heures. Lait.

9 et 10. — Abattement marqué. La température oscille entre 38,7 et 39,5. Pouls irrégulier, petit. Souffle anémique assez intense.

11. — État général toujours le même. Traces d'albumine dans les urines. La nuit suivante est bonne.

Le lendemain, la température se maintient aux environs de 39°.

Le 15, émission de grandes quantités d'urines très chargées. Le 16, état général meilleur. La splénalgie a disparu. Temp. m., 39,2.

Le 17, douzième jour de la maladie, *défervescence brusque*. T. 37,4. Enfin le 19, apyrexie définitive. L'albumine a disparu. Alimentation légère.

Convalescence régulière. Le souffle anémique persiste.

Observation IX

(Personnelle. — Résumée)

M. Pa..., enfant 12 ans. Bonne santé habituelle. Rougeole à cinq ans. Est mal en train depuis deux jours.

10 septembre. — Se plaint de souffrir du ventre. Très agité. Ne veut rien prendre comme nourriture.

Le médecin appelé constate du gargouillement et de la douleur dans la fosse iliaque droite. T. 39°; P. 116.

11. — T. m. 39°; T. s. 40,1; P. 125. Légère dyspnée. Un peu de subdélire. Bain à 29°. Les abaissements obtenus sont de cinq à sept dixièmes de degré.

12. — Quelques taches rosées sur le thorax. Température maxima 39,8. Pouls toujours rapide.

13, 14, 15. — État général toujours inquiétant. Sommeil troublé par des cauchemars. La température des bains est abaissée à 26°. Affusions froides sur la nuque.

16. — T. m. 38,2; T. s. 38,9.

17. — Après une nuit à peu près tranquille, état général meilleur. Plus d'agitation. T. s. 38,8. Deux bains par jour.

18. — L'enfant se sent beaucoup mieux. T. m. 38,4; T. s. 39,8.

19. — *Défervescence brusque*. Température 37,4.

20. — **Température normale.** L'apyrexie se maintient les jours suivants.

Quand la défervescence est rapide, elle se fait soit d'un seul trait, soit en deux temps, avec une recrudescence proritique plus ou moins élevée. Quand elle est lente, elle se fait tantôt d'une façon continue, linéaire, tantôt en lysis; et on peut encore parfois noter une recrudescence procritique.

Enfin, il est un dernier point assez intéressant : la défervescence brusque paraît le plus souvent succéder aux grandes oscillations diurnes de la période d'état.

En 1885, le professeur agrégé Jacquemet publiait un cas très intéressant de fièvre typhoïde abortive. Nous ne pouvons nous empêcher de citer l'observation, qui nous a paru remarquable quant à l'évolution de la maladie et à la brusquerie de la défervescence. La courbe que nous en avons tracée montrera bien les caractères de la température qui, de 41,4, est tombée soudain à 37,5. Il y eut une recrudescence procritique.

Observation X

(Extraite du *Montpellier-Médical*, 1883, p. 470)

Un cas rare de fièvre typhoïde abortive; arrêt brusque et terminaison heureuse au 10e jour de la maladie, par le professeur-agrégé Jacquemet.

Jeune garçon 17 ans, assez bien charpenté ; antécédents morbides : une ancienne fluxion de poitrine.

Depuis quelques jours, malaise général, sensations douloureuses au front, à la nuque, et le long de la colonne vertébrale.

Lundi 22 octobre. — Prostration, céphalalgie, physionomie empreinte de stupeur, ventre tendu. P. 96; T. 38.

23. — Une épistaxis, stupeur aussi prononcée. P. 104 ;

T. 38,4. Gargouillement iléo-cæcal, douleur à la pression. Obtusion de l'ouïe. — Prescription : potion calmante,

Soir. — P. 112; T. 39,5. Deux évacuations alvines.

24. — Physionomie frappée d'hébétude, œil terne, paupières supérieures passivement abaissées. P. 108 ; T. 39,2. Bouche saburrale et déjà fuligineuse. Nuit agitée, seconde épistaxis.

25. — Délire, peau toujours brûlante, facies hébété, pouls un peu mou, 116; T. 39,8. Langue sèche et sale : urines rares et concentrées. Lavements froids, seigle ergoté.

26 matin. — La nuit a été mauvaise. Sur le matin, abondante épistaxis ; plusieurs selles diarrhéiques très fétides. P. 120 ; T. 39,3. Apparition des taches rosées sur les flancs et à l'épigastre.

Soir. — P. 134; T. 40,8; R. 28.

27 matin. — Nuit fort agitée, pendant laquelle une dizaine de selles fétides ; le matin, épistaxis ; torpeur plus prononcée, subdélirium, pouls ondulant et dicrote 124; T. 40,3 ; R. 30. Un point douloureux au côté gauche de la poitrine. À l'auscultation, bronchite assez circonscrite. Soir, P. 124; T. 40,8 ; R. 32.

28 matin. — P. 116; T. 40,3; R. 28. Langue sèche noirâtre. Ventre plus développé, un point sensible dans la région de la rate. Toujours usage du seigle ergoté, 2 gr. par 24 h. Ablutions et lavements froids. Soir, P. 120; T. 40,6 ; R. 30.

29 matin. — Plus de douleur thoracique. T. 38,7 ; P. 112; Soir, P. 120 ; T. 41 ; : R. 28. Tremblements tendineux. Lavements froids et ablutions toutes les trois heures.

30 matin. — P. 120; T. 40,8. Soir, assoupissement comateux. P. 130; T. 41,3; R. 31. Taches rosées plus accentuées. Multiplier les ablutions.

31. — Pendant le sommeil profond qui a duré toute la nuit, un changement étrange s'est opéré. Des sueurs profuses ont eu

lieu, ainsi que l'évacuation de matières alvines et d'une quantité d'urines. L'appareil fébrile s'est évanoui. Peau fraîche et humide. T. 37,8; P. 72, offre de la régularité, de la plénitude et de la résistance.

1er novembre. — Le mieux se maintient, s'accentue même.

2. — Accroissement progressif des forces.

19. — L'élève-maître était rentré à l'École normale et reprenait le cours de ses pénibles études.

2° *Pouls.* — Comme dans la forme ordinaire de la dothiénentérie, le pouls est dicrote dans la forme abortive; et Guéneau de Mussy signale ce dicroïsme comme un signe important du début.

Un autre caractère rencontré encore assez souvent, c'est son peu de fréquence, contrastant avec l'élévation de la température.

M. le professeur Savla a cependant observé que lorsque le maximum thermique reste élevé et que les symptômes paraissent graves, le pouls s'accélère.

Dans sa thèse, le Dr Machado étudie comparativement les courbes thermiques et sphygmiques, et plusieurs des observations qui s'y trouvent mentionnées nous montrent que, tantôt les deux courbes suivent une marche parallèle, tantôt, au contraire, avec des températures très élevées, les pulsations sont peu fréquentes.

Nous citerons deux de ces cas comme exemple.

Observation X

(Dans thèse Dr Machado y Regalalo)

E... Joseph, garçon d'hôtel à Montpellier depuis quelques mois, entre à l'hôpital Saint-Éloi, service de la Clinique médicale, professeur Grasset, suppléé par M. le professeur-agrégé Blaise, le 17 septembre 1887 (salle Saint-Vincent, 18).

Le début de la maladie remonte au 10 septembre; il s'est annoncé par des frissons, de la courbature généralisée, de la céphalalgie, de l'inappétence, de l'insomnie.

À l'entrée à l'hôpital, langue blanche au milieu, rouge aux bords et à la pointe, abdomen douloureux, gargouillement dans la fosse iliaque droite; une tache rosée. Le malade a eu, la veille, une épistaxis. Pas de diarrhée.

Le soir, la température est à 40,1; le pouls bat seulement 80 fois par minute.

18 septembre matin. — T. 38,8; P. 60. Le malade n'a pas dormi; l'état général est très bon. Soir, fièvre 39,8; P. 84.

19 matin. — T. 39,1; P. 64. Rêvasseries pendant la nuit; le malade est un peu énervé. 3 bains à 30. Soir, T. 40,4; P. 72.

20 matin. — T. 38,7; P. 60 dicrote, régulier. Soir, T. 39,2, P. 72.

21 matin. — T. 37, 8; P. 48, régulier, dicrote, égal. Continuer les bains. Soir, T. 38, 1. P. 72.

22 matin. — T. 37,3; P. 52 régulier, petit. État général bon. Soir, 37,6. P. 48.

23 matin. — T. 37; P. 82. Soir, T. 37, 2; P. 52.

24 matin. — T. 36,5; P. 56. Potage et œuf.

La convalescence se fait rapidement; le pouls demeure lent jusqu'au 2 octobre, époque à laquelle il oscille entre 60 et 72.

Observation XI

(Résumée. — Dans thèse docteur Machado y Régalado).

Rel.., sapeur au 2me génie, entre à la clinique médicale service de M. le professeur tirasset, le 27 juillet 1887, (salle Saint-Charles, 2).

Affection actuelle, a débuté le 22.

Le malade entre à l'infirmerie le 25. T. 39, 5; atteint, le soir, 40, 8.

Le 26 matin. — T. 39, 8. Soir, 40,2.

27. — T. matin, 39,5.Le malade est envoyé à l'hôpital.Céphalalgie, légère douleur abdominale; langue blanche au milieu, rouge aux bords et à la pointe, gargouillement dans la fosse iliaque droite. T. 40, 2.

28. — T. matin 39, 2; P. 88. Soir, T. 40, 7 ; P. 92.

29 matin. — Epistaxis abondante, taches rosées. Constipation. T. 39, 8; P. 80. Lavement purgatif. Soir, T. 40, 3; P. 92.

30 matin. — T. 39, 7; P. 80; petit, ulcéreto. Soir, T. 39, 7; P. 88.

31 matin. — Deux selles diarrhéiques peu abondantes; T. 40,2; P. 80. Soir, T. 40 ; P. 84.

1er août. — Etat général bon ; T. mat., 39,5 ; P. 72. Soir, T. 39,7 ; P. 70.

2 matin. — T. 38,1 ; P. 68. Soir, T. 38,8 ; P. 68.

3 matin. — T. 37,7 ; P. 68. Soir, 37,4 ; P. 62, intermittent, irrégulier.

4 matin. — T. 37,1 ; P. 52. Soir, T. 37,3 ; P. 52.

5 matin. — T. 37,1 ; P. 52.

6 et 7. — Mêmes caractères à peu près de la température et du pouls.

8 matin. — T. 37 ; P. 52. Soir, 37,3 ; P. 52.

Le pouls demeure rare pendant plus de 8 jours.

Le 18, alors que le malade mange le quart et se lève, le pouls bat 75 le matin, 72 le soir.

Au moment de la défervescence, le pouls tantôt se ralenfit, tantôt s'accélère, de sorte qu'on peut avoir des courbes sphygmiques et thermiques qui se croisent, ainsi que le montre nettement un cas rapporté par M. le professeur Sarda.

Enfin, pendant la convalescence, le pouls peut rester lent plusieurs jours.

ETIOLOGIE. — PATHOGÉNIE

La fièvre typhoïde qui, ordinairement, a une évolution assez longue, dont la durée est d'au moins trois septénaires, avorte cependant assez souvent.

Ce sont les conditions qui font que cette pyrexie tourne court au bout de dix, quatorze, quinze jours, que nous allons maintenant examiner.

Une notion bien établie, c'est la prédilection du typhus abortif pour l'enfance. On le rencontre encore fréquemment dans l'adolescence, chez les militaires ; à l'âge adulte, on l'a signalé aussi, quoique plus rarement, et, dans la vieillesse, les cas sont exceptionnels. Letulle, sur 80 observations, l'a noté une seule fois.

Certaines épidémies de dothiénentérie sont graves ; d'autres, au contraire, se font remarquer par leur extrême bénignité ; et c'est précisément dans ces dernières qu'on constate souvent la typhoïde abortive.

Il faut également tenir compte de la constitution médicale dothiénentérique du moment.

A la fin des épidémies, la virulence du microbe s'atténue au point de donner lieu à de nombreux cas de la forme abortive. Ces considérations sont encore applicables au début des épidémies.

Cependant, en pleine poussée de maladie infectieuse, on

peut observer, à côté de formes ordinaires ou même graves, la forme abortive. Letulle rappelle, à ce propos, une épidémie de caserne observée en 1885, à Paris : « Sur 77 malades contaminés par l'eau d'une citerne mal nettoyée, les uns offrirent les symptômes d'une fièvre bilieuse intense, les autres esquissèrent un ictère typhoïde ; enfin, 13 hommes contractèrent une fièvre typhoïde bien caractérisée, 3 succombèrent » (1).

Que faut-il conclure de ces faits ? Doit-on invoquer une influence atmosphérique capable de modifier la forme du typhus abdominal ? Ou bien l'avortement de la maladie dépend-il de la virulence plus ou moins grande du bacille d'Eberth ? Nous pensons certainement que le microbe doit entrer en ligne de compte, mais nous pensons surtout que la question du terrain joue ici un rôle important. — Nous avons vu, au commencement de ce chapitre, la prédilection marquée de la typhoïde abortive pour l'enfance, c'est-à-dire pour cet âge où l'organisme peut lutter contre l'invasion microbienne et résister à l'infection et où il réagit de façon bruyante (c'est ce qui fait le début souvent brusque).

À mesure qu'il approche de l'âge adulte, et surtout quand il arrive à la vieillesse, le sujet est affaibli par les maladies antérieures, et la virulence du bacille n'a pas besoin d'être bien grande pour amener la perturbation des fonctions. Le microbe s'installera donc dans cet organisme qui se défend mal ; et, si les dégâts qu'il va causer ne sont pas assez graves pour déterminer la mort, du moins, la lutte sera longue, nous nous trouverons en présence de la dothiénentérie ordinaire.

La marche de la fièvre typhoïde pendant la gestation nous semble confirmer ce que nous venons de dire de la résistance du sujet.

_____

(1) *loc. cit.*, p. 133.

« Il semble résulter des observations que j'ai pu consulter et de 14 cas que je possède de fièvre typhoïde dans la grossesse, dit Letulle, que la forme clinique n'est jamais ou presque jamais abortive ; souvent même elle est prolongée (1) ».

Enfin, quoique la récidive de la dothiénentérie en général soit rare, n'oublions pas qu'une première atteinte peut être une condition d'abortivité pour la deuxième attaque. La plupart des formes abortives observées par M. le professeur Baumel, ont trait à des malades ayant déjà été atteints de fièvre typhoïde (2).

Maintenant que nous avons étudié les symptômes et la marche du typhus abortif, et que nous en connaissons les causes, nous aborderons l'importante question du diagnostic.

_____

(1) *Loc. cit.* P. 133.
(2) Baumel, *Montpellier-Médical* 1883. — Compte rendu de l'Académie de Médecine.

DIAGNOSTIC

Prenons d'abord les cas faciles.

Au cours d'une épidémie de fièvre typhoïde, nous nous trouvons en présence d'un malade qui, plus ou moins brusquement, a été pris de vomissements ; la céphalalgie est intense. Nous constatons de la douleur dans la fosse iliaque droite, quelques râles de bronchite, un pouls dicrote, une température qui, dès les deux ou trois premiers jours, a été très élevée ; les taches rosées se sont montrées. Puis l'état général, d'abord inquiétant, s'est brusquement amélioré ; le lendemain d'une crise urinaire, par exemple, la température s'est abaissée, les différents symptômes locaux ont disparu, ou tendent à disparaître. Il est évident que nous ferons alors aisément le diagnostic de fièvre typhoïde abortive.

Mais la difficulté commence si nous avons à examiner un sujet au début de sa maladie, et que ce début soit brusque ou rapide. Cependant si, après avoir pris la température, nous tâtons le pouls, *nous constaterons le plus souvent qu'avec une température élevée, les pulsations sont très peu fréquentes*, nous noterons de la splénalgie ; dans la majorité des cas, notre malade sera un enfant ou un adolescent ; sa langue sera rouge sur les bords et à la pointe, blanche au centre ; nous pourrions déjà avoir quelques présomptions en faveur du typhus abortif. Quatre ou cinq jours après la séro-réaction nous apportera la certitude que nous sommes en face d'une dothiénentérie, dont la courte évolution viendra confirmer notre diagnostic de forme abortive. Mais, il est certaines pyrexies qui peuvent être confondues avec le typhus abortif et c'est à le différencier des maladies qui lui ressemblent que nous allons nous appliquer.

Nous commencerons par *l'embarras gastrique fébrile*. C'est là, croyons-nous, le diagnostic différentiel le plus difficile à faire.

Dans le remarquable exposé qu'il a fait de l'embarras gastrique fébrile, le professeur Sarda, après avoir discuté l'opinion des auteurs, conclut ainsi : « L'embarras gastrique fébrile doit être, dans beaucoup de circonstances, considéré comme une fièvre typhoïde abortive, sans qu'il soit permis, en l'état actuel de la science, de classer sous le titre de dothiénentérie abortive toutes les variétés de synoque. »

Comme le typhus abortif, en effet, l'embarras gastrique fébrile précède souvent les épidémies de fièvre typhoïde.

Comme le fait souvent le typhus abortif, l'embarras gastrique fébrile débute brusquement, son évolution est de courte durée.

Comme dans le typhus abortif enfin, dans l'embarras gastrique fébrile, forme intense, la défervescence a lieu en général du dixième au quatorzième jour et se fait soit brusquement, soit en lysis.

Les ressemblances qui existent entre ces deux pyrexies sont si grandes que plusieurs auteurs les ont confondues dans une même description. Pour Guéneau de Mussy « il n'y a pas plus de différence entre ces affections et la dothiénentérie confirmée qu'entre les formes légères des fièvres éruptives et leurs formes complètes, scarlatine, variole, coqueluche, et autres maladies infectieuses » (1).

(1) *Clin. méd.*, t. III.

Kelsch et Kiener concluent, de leurs recherches, à l'identité de la dothiénentérie et de l'embarras gastrique fébrile, qui n'est, pour Kelsch, « que l'expression atténuée de la grande pyrexie de nos climats (1). »

Est-ce à dire qu'il faille absolument rayer du cadre nosologique l'embarras gastrique fébrile ? Nous ne le pensons pas et nous allons étudier les signes qui nous permettront de diagnostiquer tantôt une synoque, tantôt une typhoïde abortive.

Dans la première de ces maladies les taches rosées font défaut et sont remplacées par des exanthèmes signalés par Morin (2) ; la langue est plate, étalée, blanchâtre ou jaunâtre, gardant sur ses bords l'impression des dents. Si la température atteint dès le début 39,5 ou 40 degrés, le pouls est fréquent, sauf cependant dans la fièvre bilieuse, où il est plutôt rare ; mais alors il existe un symptôme important, rencontré plusieurs fois par M. le professeur Sarda, c'est un souffle tricuspidien au premier temps, signe probable d'une dilatation fonctionnelle du ventricule droit.

Dans le typhus abortif, la *fréquence du pouls n'est, dans la majorité des cas, pas en rapport avec l'élévation de la température* ; de plus le dicrotisme est souvent hâtif ; l'éruption lenticulaire peut ne pas se montrer, mais elle n'est pas remplacée par des exanthèmes ; la langue est effilée, blanche au centre et rouge sur les bords. Enfin le séro-diagnostic nous fixera définitivement.

Quand nous examinerons un enfant, nous devrons nous poser la question de savoir si nous ne nous trouvons pas en présence d'une *fièvre de croissance ;* nous rechercherons donc s'il

---

(1) Kelsch. Mémoire présenté à la Société Médicale des hôpitaux.
(2) Morin. — Exanthème dans l'embarras gastrique. Thèse Paris 1865.

n'y a pas de points douloureux au niveau de la région juxta-épiphysaire du tibia, du fémur, de l'humérus.

Nous n'oublierons pas également de songer aux *fièvres de fatigues*, étudiées par M. le professeur Carrieu dans sa thèse d'agrégation (1). Le malade est courbaturé, abattu ; il ressent des douleurs musculaires, de la céphalalgie ; il y a élévation de température et accélération du pouls ; mais, au bout de 24, 48 heures, 3 jours au plus, tout a disparu.

La *grippe à forme abdominale* se rapproche, par bien des points, de la dothiénentérie abortive. Certains auteurs ont même signalé les taches rosées et la tuméfaction de la rate dans la maladie due au microbe de Pfeiffer. Sans oublier, dans ce cas, la réaction agglutinante, on devra tenir compte de l'épidémie régnante, ainsi que des caractères de la température et du pouls.

Quant aux *pneumonies typhoïdes* et aux *endocardites infectieuses*, « celles qui ne tuent pas, dit Lotulle, durent d'ordinaire plus longtemps que les formes abortives les plus longues de la fièvre dothiénentérique » (2).

(1) Carrieu. — Thèse d'agrégation. La fatigue en général ; son action pathogénique, 1878.
(2) *Loc. cit.*, p. 130.

PRONOSTIC

La fièvre typhoïde abortive, son nom l'indique, a une terminaison favorable.

Dès les premiers jours de la maladie, on peut, pensons-nous, formuler un bon pronostic.

« Nous croyons avoir fait voir, dit M. le Dr Machado y Regalado, que le chiffre moyen maximum de ces pulsations, de très peu supérieur à la moyenne physiologique dans les formes légères, devient de plus en plus considérable à mesure que l'on s'approche des cas mortels. Nous croyons, avec des auteurs recommandables, que l'accélération du pouls l'emporte de beaucoup, comme valeur pronostique, sur le chiffre thermique » (1).

Or, nous avons vu, au cours de notre description, que, dans le typhus abortif, *le pouls est d'ordinaire très peu fréquent*, contrastant avec le chiffre élevé de la température. Nous pouvons donc ne pas trop nous inquiéter, quand, au début d'une typhoïde abortive, nous constatons, avec des symptômes bruyants, un pouls peu fréquent.

Cependant, nous n'oublierons pas qu'on a signalé, rarement il est vrai, de graves complications, telles que des hémorragies intestinales.

Si nous trouvions de l'albumine dans les urines, notre atten-

---

(1) *Loc. cit.*, p. 81.

tion sera attirée du côté des reins. Nous nous souviendrons que si, d'ordinaire, ces organes ne sont pas lésés, on a néanmoins décrit des cas de néphrite typhoïdique. Nous réserverons notre pronostic, non en ce qui concerne la terminaison de la pyrexie, mais en vue de la lésion rénale possible.

TRAITEMENT

En présence d'un malade atteint de typhus abortif, quel sera le rôle du médecin? Devra-t-il attendre la fin de la maladie parce qu'il sait que la guérison est la règle? Nous ne le pensons pas, et nous estimons que l'on doit traiter la forme abortive de la fièvre typhoïde comme les formes communes.

C'est-à-dire qu'on donnera des bains froids quand l'élévation de la température l'indiquera; on relèvera les forces du malade, on fera une thérapeutique symptomatique.

On traitera les complications s'il y a lieu, et, dans les cas exceptionnels, où le cœur paraîtra faiblir et la pression sanguine diminuer, on pourra user des injections salées préconisées par M. le professeur Bose.

Notre traitement n'aura, certes pas, fait avorter la pyrexie. Nous savons qu'on n'arrive pas à juguler une maladie par une médication dite abortive. Cette notion de pathologie générale a été reconnue fausse. Néanmoins, nous aurons soutenu l'organisme du malade dans la lutte qu'il a entreprise contre l'invasion microbienne.

Nous surveillerons avec soin les convalescences pour éviter les rechutes. Et chez les enfants, en particulier, nous suivrons en ce qui concerne l'alimentation, la conduite que M. le professeur Baumel a si bien réglée (1).

(1) Après deux jours d'apyrexie complète, potage clair à midi et le soir, pendant deux jours. Si l'apyrexie persiste, chocolat le matin, potage, œuf à la coque, sans pain (deux jours) Sept jours après le retour de la température à la normale, potage et côtelette aux deux principaux repas. (Baumel.—Leçons cliniques sur les maladies des enfants, p. 72.)

CONCLUSIONS

I. — Le typhus abortif est une des modalités cliniques de la dothiénentérie. Ce n'est pas une entité morbide distincte.

II. — Il est caractérisé, non par l'atténuation des symptômes, mais par la très courte évolution de la maladie.

III. — Le début est généralement brusque, qu'on envisage soit les signes physiques et fonctionnels, soit la température.

IV. — Quoiqu'il n'y ait pas de signe absolument pathognomonique pour reconnaître la fièvre typhoïde abortive et la distinguer des autres pyrexies, il faut cependant tenir grand compte du peu de fréquence du pouls, contrastant souvent avec l'élévation thermométrique.

La période d'état est généralement très courte ; la défervescence se fait brusquement ou en lysis.

Le séro-diagnostic lèvera les doutes.

V. — Embarras gastrique fébrile et dothiénentérie abortive sont souvent deux maladies distinctes. Séro-réaction.

VI. — La pathogénie de la forme abortive s'explique par l'atténuation de la virulence du bacille d'Eberth, mais aussi et surtout par la résistance du sujet, qui est très fréquemment un enfant ou un adolescent de forte constitution.

VII. — Le pronostic est bénin.

VIII. — Il faut cependant traiter cette pyrexie comme une fièvre typhoïde commune, non pour la faire avorter, mais pour augmenter la force de réaction de l'organisme.

OBSERVATIONS

Observation XII

(Due à l'obligeance de notre ami M. le Dr François, ex-chef de clinique à l'Ecole de Marseille.)

B. Du..., 15 ans, rue Nationale, est un garçon vigoureux, paraissant plus que son âge et que la rentrée des écoles vient de surmener quelque peu. Il était très en train, n'accusant, depuis deux jours, qu'une constipation opiniâtre et un léger torticolis musculaire, lorsque le 27 octobre, il est atteint de céphalalgie intense et secoué par quelques frissons ; il est aussitôt reconduit chez lui où nous sommes appelé à le voir dans la soirée.

Température rectale 40,3 ; R. 26 ; P. 124. L'examen objectif le plus minutieux ne peut révéler rien autre qu'une douleur abdominale diffuse, sans défense du côté des grands droits et une langue très saburrale. Connaissant le foyer épidémique éberthien qui sévit sur notre ville, nous faisons aussitôt commencer les bains à 32 degrés.

Le 28. — Toujours rien de bien spécial à noter, phénomènes nerveux peu intenses, pas de délire, sensation de courbature très vive qui persiste après les bains. P. 120 ; R. 30. La température se maintient constamment au-dessus de 39,2, pour atteindre à cinq heures et demie du soir 39,8. Les bains donnés à 28° amènent de bons abaissements d'au moins 7 à 8 dixièmes de degré chaque fois.

Le 29. — Cœur toujours bien tenu, bronchite spécifique typique; deux lavages intestinaux par jour entraînent des selles acreuses et fétides; le malade déglutit avec un peu de difficulté; il y a une légère poussée subaiguë do palato-amygdalite. La température vespérale n'excède pas 39,5; le malade saute deux bains du matin, sans qu'à ce moment même sa température touche à 38,8.

Le 30 et 31. — Même état satisfaisant. L'état de la gorge va s'améliorant et les signes de bronchite s'atténuent; seule persiste une céphalée peu inquiétante, la langue commence à se dépouiller à la pointe. La température va de 38,4 à 39,5; le malade ne prend plus que deux bains dans l'après-midi.

1er et 2 novembre. — Même état, selles encore fétides.

3. — En même temps que le ventre s'assouplit et que la température maxima descend à 39,2, nous notons quelques taches rosées au niveau des fausses côtes gauches.

4. — Séro-réaction positive. La température à six heures du soir n'atteint que 38,7; on se contente de trois entéroclyses froides par jour; le pouls est à 104; R. 32.

6. — Langue rouge et humide; les lèvres se sont dépouillées des fuliginosités des premiers jours et la température est à 37,7 le soir à quatre heures. Depuis, ce jeune homme a supporté une alimentation légère; il rentre en pension le 18 novembre; il a pu sortir et se promener dès le 11 novembre.

Observation XIII

(Dans thèse Gasiglia)

Lerond..., 2e génie, 20 ans. Salle Saint-Charles, n° 20. Se sent fatigué depuis trois jours. Perte de l'appétit, mal de tête, forces diminuées, vomissements, diarrhée,

Le 19 août. — Se présente à l'infirmerie, où on constate T. m., 38,6; T. s., 39°7.

Le 20. — T. m., 38,4. Le soir, le malade est envoyé à l'hôpital. Langue sale, rouge aux bords et à la pointe. Diarrhée intense. Céphalalgie. Ventre douloureux, région de la rate douloureuse. Epistaxis dans la journée, T. s., 40°; P., 92.

Le 21. — T. m., 38,5. Rêves. Toux. T. s., 39,4. Sueurs abondantes. P. m., 84; P. s., 80.

Le 22. — T. m., 38,1; P., 76; T. s., 39,8; P., 88. La diarrhée cesse. Taches rosées, traces d'albumine;

Le 23. — T. m., 39°; P., 80; T. s., 38,8; P., 88.

Le 24. — T. m., 38,4; P., 84; T. s., 39,5; P., 90. Légers râles de congestion. Céphalalgie intense.

Le 25. — T. m., 38°; T. s., 38,5; P., 80. Nuit meilleure.

Le 26. — T. m., 37,8; P., 68; T. s., 38,9; P., 86. Mieux sensible.

Le 27. — T. m., 37°; P., 68; T. s., 39,3; P., 86. Râles sibilants. Région de la rate et de l'iliaque douloureuse.

Le 28. — T. m., 38,1; P., 70; T. s., 38,4; P., 76. Plus de traces d'albumine.

Le 29. — T. m., 37,4; P., 76; T. s., 38,2; P., 84.

Le 30. — Apyrexie. Guérison. Au bout de 6 jours, le malade se lève. Traces d'albumine depuis le 22 août jusqu'au 4 septembre.

Observation XIV

Forg..., 2° génie. Robuste. Entré le 2 septembre 1888, salle Saint-Vincent, n° 23. Se sent fatigué depuis la veille; langue sale, diarrhée légère, gargouillement, fosse iliaque droite douloureuse, douleurs péri-ombilicales, pas de taches rosées. Céphalalgie intense. Epistaxis. T. m., 39°; T. s., 40,1; P., 80-86.

Le 3. — T. m., 40°; T. s., 40,6. Même état. P., 90-96. Rêves.

Le 4. — T. m., 39,1; T. s., 40,6; P., 90-90. Rêves. Taches rosées.

Le 5. — T. m., 39,7; T. s., 40°; P., 80-80. Traces d'albumine.

Le 6. — T. m., 39°; T. s., 39,4; P., 76-80.

Le 7. — T. m., 39,1; T. s., 41°; P., 86-90.

Le 8. — T. m., 38,9; T. s., 39,3; P., 70-76.

Le 9. — T. m., 38,4; T. s., 39°; P., 76-76. Plus d'albumine.

Le 10. — T. m., 38,1; T. s., 39,1; P., 68-70.

Le 11. — T. m., 37,5; T. s., 38,4; P., 60-64.

Le 12. — Apyrexie. Se maintient. Guérison.

Observation XV

(Dans thèse Gasiglia)

B..., soldat au 122° de ligne, 32 mois de service, 24 ans. N'a jamais été malade. Tempérament lymphatique. Salle Saint-Charles, n° 3.

Éprouve, le 22 juillet 1888, un sentiment de brisement général, accompagné d'un mal de tête intense. Un peu de diarrhée. Inappétence. Pas de nausées, pas d'épistaxis. B... se fait porter malade le jour même, et, le 23, après une nuit presque sans sommeil et troublée par des rêves, il entre à l'infirmerie régimentaire. A la visite, la langue fortement chargée, rouge à la pointe et aux bords. Céphalalgie intense, diarrhée. Rien d'anormal au cœur et à la poitrine. T., 40, P., 94. Le malade est mis à la diète ; 1 gr. 50 d'ipéca.

Le 24. — Nuit agitée, rêves. Apathie marquée. T. m., 39,2 ; P., 80 ; T. s., 39,1 ; P., 84 ; 1 gramme de sulfate de quinine.

Le 25. — Même état. T. m., 37,7 ; T. s., 38,3 ; P. mat. et soir, 72. Bouillon ; 1 gr. de sulfate de quinine.

Le 27. — Céphalée et diarrhée continuent. Ventre douloureux. Pas de gargouillement ; teinte subictérique ; région de la rate douloureuse à l'exploration, mais pas d'augmentation de volume marquée. T. m., 36,8 ; P., 61 ; T. s., 38°.

Le 28. — Même état. T. m., 37,2 ; P., 64 ; T. s., 38,2, P., 70.

Le 29. — Est envoyé à l'hôpital. Même état. T. m., 37,4 ; T. s., 38,8 ; P., 72. Traces d'albumine dans les urines, qui sont plutôt foncées en couleur. D. 1028.

Le 30. — Ventre moins douloureux. Plus de rêves. La diarrhée cesse. Céphalalgie persistante. T. m., 37,4 ; T. s., 38,2 ; P. m., 68, P. s., 76. Traces d'albumine. D. 1025.

Le 31. — Le malade se sent bien. T. m., 37,6, P., 60 ; T. s., 37,6, P., 65, Traces d'albumine. D, 1028.

Le 1er août — Apyrexie.

Du 1er août au 8. — Convalescence assez rapide, mais traces d'albumine et densité de l'urine variant entre 1015 et 1025.

Le 8. — T. m., 37° ; T. s., 40,8. Traces d'albumine. D. 1030.

Le 9. — T. m. 37, 5 ; T. s., 37°. Apyrexie, Traces d'albumine.

Le 10. — Apyrexie continue ; le malade recommence à prendre sa nourriture ordinaire. Traces d'albumine.

Le 11. — Plus de traces d'albumine.

Observation XVI

(Dans thèse Gasiglia)

Ricard, 2e génie. Constitution forte. Antécédents morbides : rhumatisme. Entré le 1er octobre 1888. Salle Saint-Vincent, n° 25.

28 septembre. — Frissons, diarrhée, perte de l'appétit, lassitude.

29. — Même état, diarrhée intense, céphalalgie.

30. — Même état. Le 1er, se fait porter malade et est envoyé le jour même à l'hôpital. T., 40,7. Langue sale, diarrhée, sibilance de la respiration, ventre tendu, hébétude marquée. Rêve la nuit à haute voix. Traces d'albumine.

2. — T. m., 40,2; T. s., 41°. Cauchemars, face vultueuse.

3. — T. m., 39,6; T. s., 40,5. Rate douloureuse. Taches rosées.

4. — T. m., 39,8; T. s., 40. Hébétude. Même état.

5. — T. m., 38,4; T. s., 39,7. Diarrhée continue.

6. — T. m., 38°; T. s., 39°. Nuit meilleure.

7. — T. m., 37,7; T. s., 38,8. Mieux accusé par le malade.

8. — T. m., 37,7; T. s., 39,8.

9. — T. m. 37°; T. s., 38,2.

10. — Apyrexie, se maintient.

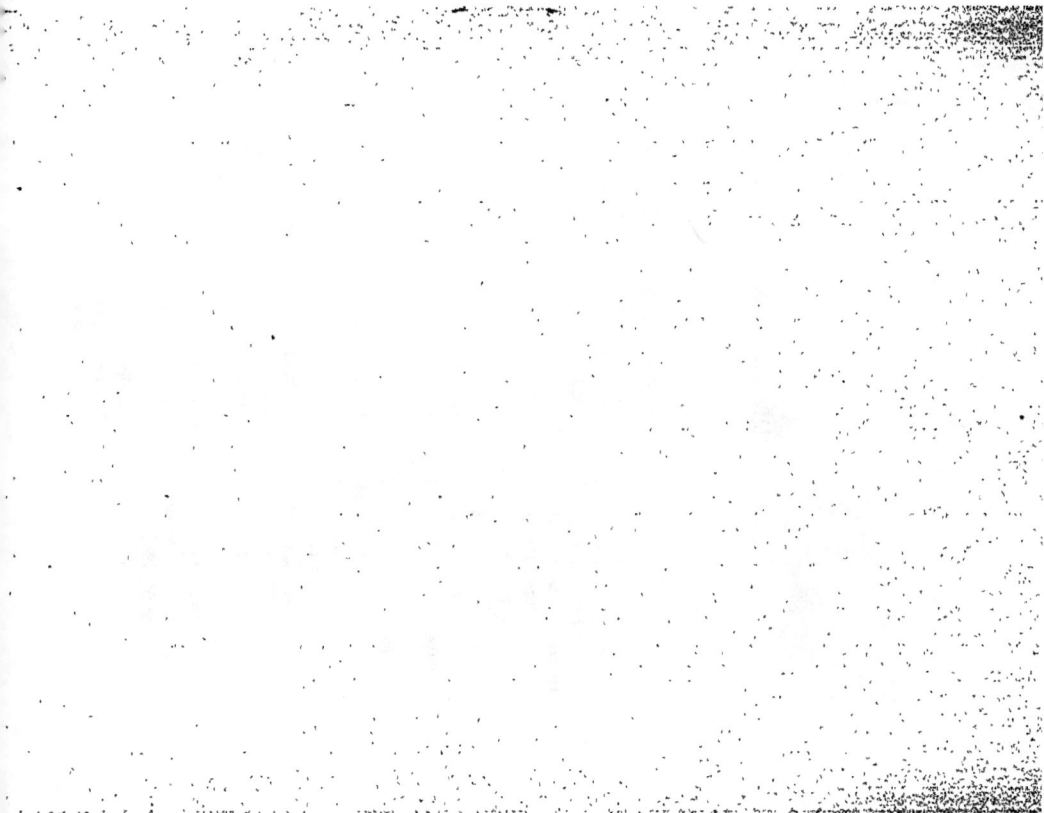

INDEX BIBLIOGRAPHIQUE

BABONNEIX. — La fièvre typhoïde en 1889 (Symptomatologie et formes cliniques). — *Gaz. hôp.*, Paris, 1900, p. 13-21.

BAUMEL. — Comptes rendus de l'Académie de médecine. — *Montpellier-Médical*, 1883, p. 352-353.

BAUMLER. — Du typhus abortif, 1867.

BENIS. — Etude statistique sur quelques symptômes de la fièvre typhoïde. — Thèse de Wurzbourg.

BERNE. — Le séro-diagnostic de la fièvre typhoïde dans les hôpitaux de Lyon pendant un an, 1898-99. — Thèse de Lyon. 1900.

BERNEIM. — Leçons de clinique médicale. Fièvre typhoïde abortive ou fébricule typhoïde. — *Revue méd. de l'Est*, 1885-86.

BERTHELÉMY (E.). — Considérations sur quelques formes irrégulières de fièvre typhoïde dans leurs rapports avec la grippe. — Thèse Paris, 1880.

BOSC. — Des injections de sérum artificiel dans le traitement général de la fièvre typhoïde. — *Montp.-Méd.*, 23 nov. 1900.

BOULAND. — Considérations cliniques sur une série de cas de fièvre typhoïde. — Thèse Paris, 1899.

BOURGAREL. — Des anomalies dans la fièvre typhoïde et de l'influence de l'âge sur cette maladie. — Thèse Paris, 1857.

BOURGEOIS. — Etude sur la fièvre typhoïde. — *Bull. géner. thérap.*, n° 24, 1880.

BOUTET DE MONVEL. — Observations cliniques sur diverses formes de la dothiénentérie. — Thèse Paris, 1863.

BROUARDEL. — Traité de médecine, t. I, p. 740-745-762.

CAMERON. — On abortive and mild typhoid fever. — Dublin, *J. M. Sc.*, 1870, p. 308-310.

CARRIEU. — De la fatigue action pathogénique. — Th. agrég., 1878.

CHANTEMESSE. — Diagnostic précoce de la fièvre typhoïde. — *Bull. Méd.*, 23 fév., 1896. — Les formes de la fièvre typhoïde. — *Gaz. hebd.*, 20 juin 1891.

CAPRI. — Un cas anormal d'infection anormale typhique. — *Gaz. d'Osped.*, 21 février 1897.

CASTELAIN. — Des caractères de la fièvre typhoïde chez les enfants. — *Bull. Méd. Nord*, n°* 12 et 11, 1880.

CHOMEL (A.-F.). — Leçons de clinique médicale (fièvre typhoïde). — Paris, 1831-10.

CONTE. — Fièvres typhoïdes débutant comme des courbatures fébriles. — *Arch. Méd. Mil.*, nov. 1890.

CORDON (G.). — Etude sur le diagnostic des fièvres typhoïdes anormales. — Thèse Paris, 1890.

COUDEYNAS. — Des formes légères de la fièvre typhoïde. — Thèse Paris, 1897.

DAUVERGUE. — Etude sur la fièvre typhoïde. — Thèse Paris, 1890.

DELORME. — Sur les fièvres typhoïdes incomplètes dans leur expression symptomatique. — Thèse Paris, 1882.

DESHAYES. — Recherches thermométriques sur la fièvre typhoïde. — Thèse Paris, 1870.

DIEULAFOY. — Manuel de pathologie interne.

FORCHHEIMER. — Abnormal course of typhoid fever; report of cases. — *Lancet et Clinie*, 1891, 277-270.

GASIGLIA. — Contribution à l'étude de la forme abortive de la fièvre typhoïde. — Thèse Montpellier, 1888.

GEOFFROY. — De la fièvre typhoïde abortive. — Thèse Paris, 1875.

GIRAUD. — Des caractères de la fièvre typhoïde chez l'enfant. — Thèse Paris, 1881.

GRIESINGER. — Traité des maladies infectieuses (traduction Lemattre). — Paris, 1868.

GUÉNEAU DE MUSSY. — Clinique médicale, t. III.

HANOT. — Début de la fièvre typhoïde. — *Sem. Méd.*, 7 nov. 1894.

HOMOLLE. — Article « Fièvre typhoïde ». — *Nouv. dict. méd. et chir. prat.*, t. XXXVI, Paris 1884.

Jaccoud. — Clinique de la Pitié. De la fièvre typhoïde abortive ; difficulté du diagnostic. *Sem. Méd.*, 28 nov. 1888. — Un cas de fièvre typoïde anormal. *Gaz. Hôpit.*, 2 avril 1889. — Formes abortives de la fièvre typhoïde. — *Gaz. Hôpit.*, 23 janvier 1890.

Jurgensen. — Ueber die leicht Form. des Abdominaltyph. Samm. — *Klinisch Vortrage*, n° 61.

Kelsch. — Observation sur l'embarras gastrique fébrile. — *Soc. méd. hôpit.*, 1883.

Kiener. — Fièvre éphémère. — *Soc. méd. hôp.*, 1883.

Laveran (A.). — De la fièvre typhoïde abortive. — *Arch. génér. méd.*, Paris 1870, p. 421-411.

De Larroque. — Mémoire sur la fièvre typhoïde, sur les diverses formes qu'elle peut présenter et sur le traitement. — Thèse Paris, 1839.

Lebert. — Ueber Abortivtyphus. — *Prager Vierteljahrschrift*, Bd. 56, 1857.

Lemoine. — Séro-diagnostic dans les fièvres typhoïdes légères abortives et les embarras gastriques fébriles. — *Soc. méd. hôp.*, 31 juillet 1890.

Letulle. — Des pyrexies abortives. — Thèse agrégation, Paris 1886

Liebermeister. — Abdominal typhus.

Lorain. — Etude de médecine clinique. — Paris 1870.

Macé et G. Etienne. — Infection mixte dans un cas de fièvre typhoïde anormale d'emblée. — *Presse Méd.*, 1889, 1899, 1er semestre.

Machado y Regalado. — Etude sur la valeur diagnostique, pronostique et thérapeutique du pouls dans la fièvre typhoïde. — Thèse Montpellier, 1888.

Mauger. — La perforation typhique de l'intestin et de ses annexes ; son traitement chirurgical. — Thèse Paris, 1900.

Potain. — Diagnostic des formes anormales de la fièvre typhoïde. — *Bull. Méd.*, 25 mars 1891. — Six cas de fièvre typhoïde conséutifs à la grippe. — *Bull. soc. méd. hôp.*, Paris, n° 20, p. 689.

Prunac. — Etude sur la fièvre typhoïde chez les enfants au point de vue des symptômes du diagnostic différentiel et de la température. — Thèse Paris, 1870.

RENARD. — Le surmenage et la fièvre typhoïde. — *Ann. d'hyg. publ.*, XXXIII, p. 408, 1895.

RENDU. — Début brusque de la fièvre typhoïde. — *Bull. Méd.*, 9 juin 1900, p. 537.

RILLIET et BARTHEZ. — Traité des maladies des enfants, t. II, 1861.

SARDA. — Fièvre typhoïde abortive et embarras gastrique fébrile. — Montpellier 1889.

SCHMID. — Ueber typhus levissimus. — Zurich, 1862.

SEVESTRE. — Sur le début brusque dans la fièvre typhoïde chez les enfants. — *Bull. soc. méd. hôp.*, 8 juin 1900, p. 706.

SOREL. — La fièvre typhoïde en Algérie. — *Mém. soc. méd. hôp.*, Paris 1880. — Statistique avec notes cliniques sur la fièvre typhoïde, portant sur 871 cas observés pendant 10 ans. — *Soc. méd. hôp.*, 10 mai 1889.

SIREDEY. — Début brusque de la fièvre typhoïde. — *Bull. Méd.*, 9 juin 1900.

TROUSSEAU. — Clinique médicale de l'Hôtel-Dieu.

VAILLAUD. — Contribution à l'étude de la fièvre typhoïde. — *Soc. méd. hôp.*, 13 décembre 1889.

VINCENT. — Début brusque de la fièvre typhoïde. — *Bull. Méd.*, 9 juin 1900.

WEIL (d'Heidelberg). — Zur Pathol. und Therap. des Typhus abdomin. — Leipzig, 1885.

WIDAL. — Fièvres typhoïdes à début brusque. — *Bull. soc. méd. hôp.*, 8 juin 1900.

ZERLAND. — Fièvre typhoïde abortive confirmée par le séro-diagnostic. — Thèse Paris, 1900.

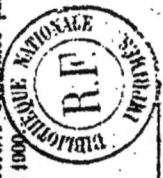

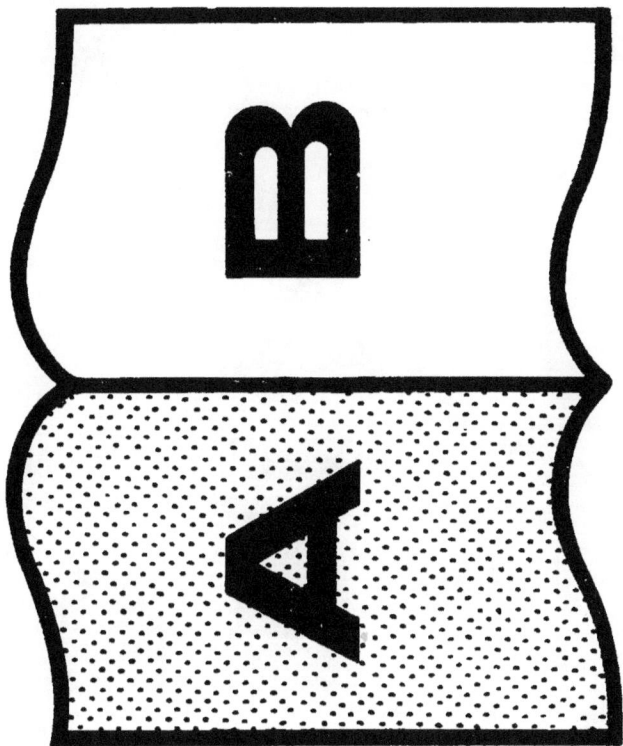

Contraste insuffisant

NF Z 43-120-14